MŒURS ET COUTUMES

DE CERTAINS ALLOPATHES

dans leurs rapports

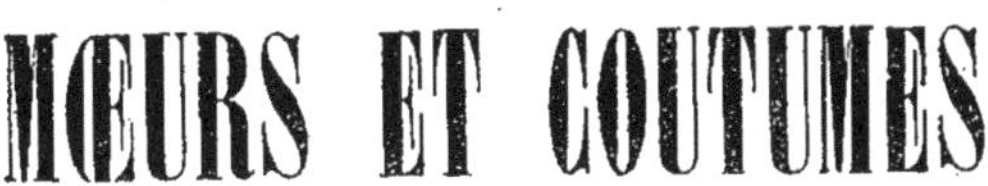

AVEC L'HOMŒOPATHIE

LETTRES DU DOCTEUR

CYPRIEN POUJADE

à son ami le docteur

A. CHEVANDIER

PREMIÈRE LETTRE

CARPENTRAS

IMPRIMERIE DE L. GRIVOT-PROYET, 1, RUE BOUQUERIE

—

1856

MŒURS ET COUTUMES

DE CERTAINS ALLOPATHES

dans leurs rapports

AVEC L'HOMŒOPATHIE

LETTRES DU DOCTEUR

CYPRIEN POUJADE

à son ami le docteur

A. CHEVANDIER

PREMIÈRE LETTRE

CARPENTRAS

IMPRIMERIE DE L. GRIVOT-PROYET, 1, RUE BOUQUERIE

1856

Mon cher ami,

«Quand nous fixions, il y a un an, les bases d'un travail commun où devaient se placer, chacun à son heure, les fruits de notre labeur isolé, nous étions loin de comprendre quelle était l'étendue des difficultés attachées à la nature de notre entreprise.

«Les unes nous semblaient prendre leur source en nous-mêmes, dans les angoisses de l'expérience et dans les défaillances de l'idée. *Ars longa...* Mais nous nous sentions assez de foi et assez de courage pour les surmonter toutes.

«Les autres nous semblaient avoir leur source hors de nous, dans les oppositions doctrinales que nous soulèverions, dans les mécomptes que la confraternité nous réservait; en un mot, dans l'intolérance de l'esprit médical officiel. Mais nous nous sentions assez de patience pour tenir tête à l'ignorance et assez de charité pour résister à la mauvaise foi.

«Nourris d'abord des enseignements de l'École, nous n'avions pas tardé à nous plaindre de l'incertitude de ses doctrines, de l'infirmité de ses dogmes et de son peu d'amour pour le mouvement en avant.

Le spectacle de tant de théories flottantes et de tant de pratiques mal assurées, arbitraires et souvent barbares nous avait attristés. Le scepticisme que nous avions recueilli de la bouche même des maîtres et qui, dans le monde officiel, nous paraissait être la position scientifique des esprits les plus avancés, le scepticisme nous avait révoltés ; voilà pourquoi nous nous étions portés de bonne heure vers des directions nouvelles. Sortis seuls des voies basses de la tradition où l'air manquait, nous nous étions engagés dans les voies neuves à la suite des Réformateurs ; et comme nous avions trouvé auprès d'eux des doctrines plus vivantes, des dogmes plus élevés et plus stables, des perspectives plus vastes et des espérances infinies, nous voulions maintenant associer nos activités et combiner nos efforts pour travailler nous-même à l'avancement de l'art. Retrempés ainsi dans les eaux vives d'une science régénérée, nous voulions travailler à notre tour à l'émancipation des sceptiques et des découragés que nous avions laissés derrière nous.

Nous nous avancions d'ailleurs, résolus à ne rien accepter d'enthousiasme, à ne rien affirmer sans preuve, comme à ne rien repousser sans motif.

Tu devais parler particulièrement au nom de Mesmer, et je devais dire les choses que j'aurais recueillies sur les traces de Hahnemann.

Le Magnétisme et l'Homœopathie étaient, avant tout, pour nous, comme pour les innombrables adeptes de ces doctrines, deux armes sûres, directes, décisives contre le matérialisme médical, matérialisme qui nous avait exaspérés dans la théorie et qui nous avait épouvantés dans la pratique.

L'homœopathie en particulier m'était apparue depuis longtemps comme une direction à proposer à tous les désespérés de la vieille thérapeutique. — Tu proclamais de ton côté la splendeur des horizons ouverts par Mesmer à l'art de guérir. — Sur un plan un peu secondaire, nous apercevions ensuite Priessnitz et M. Raspail, dont les découvertes thérapeutiques

venaient clore pour nous la série des réformes origi-
nales, et, fermant alors notre programme, nous entre-
prenions l'*Etude critique des Réformateurs modernes
en médecine.*.

De quelle conception cardinale partirions-nous pour
systématiser les faits que nous possédions déjà et
ceux que nous allions recueillir, à quel principe de
physiologie générale nous arrêterions-nous pour donner à notre critique un point d'appui et à notre
travail une conclusion ; en autres termes, quelle
interprétation allions-nous accepter de ce mot ; *je
suis.* Là était la question.

Nous avions ri depuis longtemps l'un et l'autre de
ce fastidieux dualisme dynamique qu'on nous prê-
chait à Montpellier et qui compte encore quelques
partisans en France et même à l'étranger.

Nous avions repoussé cet autre vitalisme contrefait
et mal assis qu'on enseigne je ne sais où sous le nom
d'*Hippocratisme moderne.*

Nous avions pris en pitié ces spiritualistes intem-
pérants et fanatiques qui essayent de nos jours de
ramener la notion de la vie à la dualité du moyen-
âge et qui nous proposent comme la meilleure méthode de philosopher celle de la Scolastique.

Du côte du matérialisme, nous n'avions pas été plus
heureux Malgré les séductions que les ouvriers modernes ont attaché à cette autre manière de concevoir
la vie, nous n'avions pas tardé à reconnaître que
devant ce qu'ils ont appelé la *Philosophie positive*
nous étions devant un cadavre, et qu'il fallait passer
outre.

Allions-nous donc chercher la conciliation des faits
et prendre notre principe fondamental dans cet éclectisme origéné dont on a tant ri ? Non. L'éclectisme
n'est pas un principe et n'en possède aucun. Il est
prodigieux même qu'on ne s'en soit pas aperçu plus
tôt.

Nous voulions demander la théorisation des faits à
une notion nouvelle, à une hypothèse plus compré-

hensive et plus haute que les hypothèses épuisées de la tradition, et cette notion nous l'avions entrevue ensemble dans l'idée magique de la Vie Universelle.

Ensemble nous devions en sonder les profondeurs célestes, en admirer les splendeurs, en étudier religieusement le divin organisme, et ensuite une fois que nous aurions pu habituer notre regard à contempler *ce qui est* du haut de cette conception éblouissante, une fois que nous aurions pu accorder nos idées et nos sentiments respectifs sur ce point fondamental, en d'autres termes, une fois que nous aurions eu pris possession pleine et assurée de notre principe, nous devions le mettre à l'épreuve de la pratique, prêts à l'élever encore ou à l'abandonner dès qu'un fait, d'où qu'il vînt, n'y trouverait pas son interprétation et sa place.

Nous comptions en outre trouver dans ce principe assez de vertu pour rester des hommes de paix, au milieu des luttes et des déchirements dont le monde médical offre l'humiliant spectacle.

En nous avançant ainsi de plus en plus sur le terrain de la pratique, où nous étions entrés depuis longtemps l'un et l'autre, nous comptions assez sur la pudeur de l'esprit médical officiel pour espérer que nous pourrions suivre sans danger la ligne que notre conscience nous traçait.

De même que ces mots : Vitalisme et Organicisme n'étaient plus pour nous que des expressions d'un antagonisme qui allait finir, de même Homœopathie et Allopathie ne nous apparaissaient que comme deux vocables malheureux, attestant une rivalité et des haines dont il fallait sortir.

Toutes ces plaintes et ces réclamations que nous entendions de toutes parts, dans le camp des doctrines nouvelles, ne suffisaient pas pour nous décourager de nos espérances pacifiques et de notre zèle de conciliation.

Ces plaintes étaient d'ailleurs si véhémentes, que nous n'avions pu nous défendre de quelques soupçons au sujet de leur sincérité. — On exagère, nous disions-nous.

En effet, qui pourra concevoir que des savants considérés, des gens d'étude, des hommes graves, des esprits habitués à penser, des médecins enfin, puissent rejeter comme faux ou mauvais ce qu'ils n'ont point vu, condamner ce qu'ils n'ont point examiné, vouer au mépris ce qu'ils n'ont pas étudié, proscrire ce qu'ils ne connaissent pas?

Comment admettre, surtout, que des médecins praticiens, c'est-à-dire des médecins habitués à contempler la souffrance, puissent, s'obstiner à repousser sans examen des méthodes nouvelles, même dans les cas si nombreux où les méthodes qu'ils connaissent ne leur offrent plus de ressource?

Peut-on imaginer qu'il se trouvera un disciple d'Hippocrate capable de tenir le raisonnement suivant : L'homœopathie n'est que de l'expectation, c'est-à-dire n'est rien ; cependant, pas plus dans un cas désespéré que dans un cas des plus légers, je ne saurais souscrire à une tentative homœopathique, entreprise sous ma direction, par un docteur homœopathe, ce serait « *une capitulation, et je n'oserais pas l'avouer.* » (1)

Qui pourra croire que des médecins, réputés sages et zélés pour le bien de leurs semblables, puissent s'opiniâtrer à nier des faits innombrables de guérison attestés par des médecins aussi instruits qu'eux, possesseurs des mêmes titres, élevés à la même école, mais qui ont osé guérir leurs malades d'après des règles qu'on n'enseigne pas à la Faculté?

Imaginerait-on que des médecins très-répandus, distingués par leur savoir, par leur esprit, par leur considération, veuillent ainsi se mettre hors de la simple équité et du bon sens vulgaire en condamnant

(1) Ce raisonnement est très-usité, et le mot est historique. La lettre, où se trouve ce mot ignominieux pour celui qui l'a écrit, sera publiée dans un de mes prochains écrits.

des théories qu'ils n'ont pas étudiées et des pratiques qu'ils n'ont pas vérifiées.

Refuser toute attention à des vues spéculatives pures, cela se conçoit et s'excuse sans peine. Mais refuser tout examen à des lois thérapeutiques, proclamées par des hommes d'un génie incontestable et soutenues par des milliers de savants, repousser comme indignes d'un regard des agents et des procédés thérapeutiques nouveaux dont la valeur est attestée par les témoignages les plus imposants qui puissent être, voilà ce qui ne s'excuse pas, attendu qu'il ne s'agit plus cette fois des destinées d'une simple théorie, mais des intérêts sacrés de la vie humaine, et de la vie humaine dans la souffrance.

Une maladie étant donnée, trouver le remède qui lui convient, voilà le problème; et tant qu'il n'est pas résolu d'une manière à satisfaire tous les esprits, nul médecin ne devrait avoir la paresse ou l'impudeur de refuser d'examiner toute doctrine qui en propose des solutions nouvelles et mieux assurées; surtout si cette doctrine a pour elle le double témoignage du raisonnement et de l'expérience.

Mais la fainéantise et l'égoïsme sont deux lèpres de la vie morale de l'homme. Les médecins n'en sont pas affranchis, de beaucoup s'en faut. Aussi l'on conçoit encore qu'un grand nombre se pétrifient dans le savoir qu'ils ont rapporté des bancs de l'école et se refusent à tout examen des doctrines nouvelles qui ont pu naître. Ceux-là sont morts à la vie de l'esprit et ont pour eux l'argument de Nicodème.

Mais que des médecins, et des médecins sérieux, occupés, honorés, condamnent sans merci, des doctrines qu'ils ne connaissent pas, des expériences qu'ils n'ont pas tentées, et qu'ils insultent les médecins qui les défendent et qui les pratiquent, voilà, mon bien cher ami, ce que nous étions loin de soupçonner. Nous croyions qu'il n'y avait guère que des ânes ou des farceurs capables de se placer dans cette position immorale et ridicule, hélas, cher, nous nous trompions.... Ou du moins si nous ne nous trompions pas, il faut reconnaître que le monde médical compte beaucoup plus d'ignorants et de comédiens que nous ne l'avions supposé, et que les gens du monde ne le supposent généralement.

Je le répète, mon cher ami, dès nos premiers pas dans la carrière, nous avions été saisis du spectacle singulier qu'offre la médecine à notre époque.

D'une part, un enseignement officiel plus laborieux, plus imposant et plus favorisé qu'il ait été jamais, et qui se discrédite néanmoins chaque jour d'avantage.

D'une autre part, un enseignement réformiste accablé d'anathèmes, et qui prend chaque jour plus de faveur.

Faveur et discrédit bien mérités assurément, car il ne se vit jamais dans l'histoire, rien de plus lamentable que l'état de la médecine scolastique de notre temps. — De même qu'on ne vit jamais de plus grands génies et de plus beaux courages s'élever contre la dégradation de l'art et l'abandon de toute vérité supérieure.

Entre ces deux tendances, mon cher ami, notre détermination ne pouvait pas demeurer longtemps indécise. Et cependant il nous répugnait de rompre avec une tradition qui nous avait élevés. Il nous semblait qu'on avait eu tort de désespérer si tôt de toute conciliation. Nous ne sentions pas comme bien d'autres la nécessité d'abroger radicalement le passé pour fonder l'avenir. Nous ne voyions, il est vrai, dans le passé, aucun établissement digne de rester, nous n'y apercevions même rien d'édifié ; mais nous croyions qu'il y avait des pierres, et que ces pierres pourraient avoir quelque place dans les assises du monument scientifique qui se fondait.

D'ailleurs, si la médecine scolastique nous offrait le spectacle d'une anarchie complète dans son enseignement, d'un abandon total de toute direction doctrinale, d'une confusion des langues et d'une multiplication des systèmes, poussées jusqu'à la négation de toute foi commune, négation formulée si crûment dans ce mot qu'on prête à Galien : *La médecine, c'est mon système*; si, dis-je, la médecine officielle nous offrait le spectacle d'une telle anarchie, d'un autre côté, les doctrines des réformateurs, quoique bien autrement compréhensives et assurées, n'en laissaient pas moins paraître des dissidences d'une certaine vivacité. Tout au moins était-il constant qu'elles s'ignoraient les unes les autres et ne se reconnaissaient entre elles d'autre lien de solidarité que celui de leur réaction contre le passé.

Nous ne trouvions donc nulle part une doctrine qui se présentât avec la double puissance d'unir la tradition à la réforme et de pacifier entre elles les sectes ou les partis de ces deux camps.

Entre toutes les théories générales connues, nous n'en avions rencontré aucune qui fut capable de contenir tous les faits que l'observation moderne a établis, pas même celle de l'illustre et vénéré Maître, dont la parole nous a faits hommes de foi et d'espérance, de sceptiques que nous étions et que nous serions sans doute demeurés toujours ; — pas même celle-là, malgré son éblouissante grandeur, car l'on y trouve bien place pour l'Esprit, mais je n'y en trouve pas pour les Esprits, et tu sais que je ne puis pas m'arrêter à une théorie qui les refuse.

Nous allions donc fixer une conception cardinale nouvelle, une notion originale de *l'être*, et l'appliquer aux données de l'empirisme. — Nous allions, tentative audacieuse mais obligée, établir une théorie neuve... un fonder un système...

Les matériaux de la tradition que la critique des réformateurs a conservés, aussi bien que tous les faits nouveaux, que l'observation et l'expérience ont mis hors de doute, devaient être repris par nous.

Nous pouvions d'ailleurs échouer dans cette tentative d'une théorisation nouvelle, mais l'examen de ce qu'on se plaît à appeler les hérésies modernes, devait toujours porter ce fruit d'une vérification empirique entreprise avec dévoûment et menée avec impartialité.

Après une longue et laborieuse enquête sur les affirmations des réformateurs, après une épreuve clinique de tous les théorèmes de leurs doctrines, nous voulions donc venir ensemble rendre témoignage de ce que nous aurions vu.

En autres termes, cher ami, nous voulions entrer ensemble dans la science, unis de cœur et d'idée, épris tous deux de l'amour du vrai, répétant les bonnes nouvelles annoncées par les prophètes de l'art nouveau, et présentant aux disciples de l'art ancien le rameau d'olivier en signe de paix et d'alliance.

Hélas ! mon bien cher ami, tous ces beaux projets de propagande pacifique et conciliatrice, tous nos élans vers l'apaisement des haines jalouses et des âpres rivalités soulevées contre les écoles nouvelles par l'esprit de la tradition, toutes nos aspirations vers l'harmonie des doctrines et des docteurs, et surtout nos espérances et notre ferme propos de bons rapports confraternels, tout cela n'était qu'un rêve !

Après une longue année de ce labeur âpre et solitaire, où en sommes-nous aujourd'hui ? et qu'est-il arrivé ?

Il est arrivé, au moins pour moi, ce que, dans notre candeur de croyants, nous n'avions pas prévu. Nous avions compté avec tout, hormis avec la calomnie et le mensonge : nous n'y croyions pas.

Et voici que maintenant, au lieu de continuer à creuser patiemment mon sillon à côté du tien, je suis obligé de relever la tête et de prendre la campagne. J'ai entendu depuis longtemps autour de moi raisonner des voix suspectes, j'ai vu des esprits noirs passer avec des airs sinistres, et j'ai compris que je ne pouvais plus rester avec toi dans la paix de l'étude et dans la passion du travail. J'entre aujourd'hui dans la guerre au mensonge et dans la brûlante passion de la justice.

« L'esprit de paix et de charité a aussi ses émo-

tions et ses colères, » a dit St Grégoire de Naziance :
Je ferai voir que le grand Saint avait raison.

Adieu, ami, continue seul l'œuvre ardue et tranquille de notre foi; je t'y rejoindrai. Je quitte aujourd'hui le livre pour le pamphlet; je pose la pioche pour prendre des verges.

Dans cette œuvre nouvelle et inattendue, œuvre de précipitation et d'indignation, tu verras accomplir de singulières exécutions et passer d'étranges silhouettes.

Tu verras des noms propres écorchés vifs et fouettés de haute main. Tu verras de noires calomnies saisies par l'oreille et traînées devant la foule pour être démasquées et marquées au front d'un signe. Tu verras des mensonges et des laideurs de plusieurs sortes hurler sous la cravache.

Je te montrerai des hypocrisies perfides mises à nu et flagellées devant tout le monde. Je te montrerai des mensonges saisis vivants, et blêmes de peur. Je te ferai voir des masques bouffis d'envie et injectés d'atrabile.

Je te ferai voir, mon cher ami, des médecins embusqués derrière les portes pour guetter au passage la considération et l'honneur des homœopathes. Et qui sait ce tu verras encore. Mais, quoiqu'il advienne, garde-toi de t'appitoyer sur le sort des victimes, car la justice qui les aura saisies, pour si roide qu'elle paraisse, n'en sera pas moins encore une justice de mansuétude et de miséricorde.

Mon cher ami, écoute bien ceci :

L'Homœopathie a un grand tort : Elle guérit ! Et de plus, elle guérit par des méthodes thérapeutiques plus promptes, plus sûres et plus douces que les méthodes allopatiques, lorsque celles-ci se bornent à n'être qu'insuffisantes. — Elle guérit, là où l'allopathie n'a plus de ressources ou n'en a que de barbares. — Elle guérit sans infliger aux malades les dégoûts, les tortures et les dégradations, sans lesquelles l'allopathie ne saurait faire un seul pas.

— Elle guérit sans le hideux secours des cautères, des sétons et des vésicatoires ; elle guérit sans le brutal emploi des ventouses, des moxas et du fer rouge ; — elle guérit sans la pernicieuse et repoussante ressource des purges infectes et des emplâtres puants.—Elle guérit sans recourir à ces révulsions et dérivations calamiteuses et méprisées, et dont on se moque maintenant jusque dans le sein de l'Académie. —Elle guérit sans recourir à ces émissions sanguines aux mille modes et que M. Raspail traite toutes de criminelles, de criminelles par ignorance. — « Ce n'est jamais sans danger, dit-il avec une haute raison, que l'on greffe une nouvelle maladie sur une autre maladie, que l'on blesse un être vivant déjà blessé ; on complique la maladie en cherchant à y faire diversion..... Il serait absurde de croire qu'en saignant on purifie le sang et que l'on en soutire le vice ; si le sang était vicié, il le serait autant dans ce qui reste que dans ce qu'on en extrait..... Laissez donc là votre lancette, elle a fait assez de mal depuis Hippocrate. »

Et qui plus est encore, mon cher ami, l'homœopathie, tu le sais, a des ressources thérapeutiques efficaces et éprouvées à opposer à toutes ces maladies chroniques contre lesquelles l'allopathie n'a que des palliatifs éphémères ou des substitutions hasardeuses et dégradantes. — En un mot, l'homœopathie a, devant tous les cas pathologiques, des agents d'un emploi simple, doux et facile, et d'une action physiologiquement vérifiée d'avance, alors que l'allopathie, devant les mêmes cas, n'a que des ressources dérisoires ou des *remèdes de cheval.*

L'allopathie a le plus souvent des pratiques telles que, si, comme le remarque encore M. Raspail, « un charlatan se conduisait ainsi, on le traînerait devant les tribunaux comme un homicide. »

L'homœopathie enfin, mon cher ami, dérange bien des positions, contrarie bien des intérêts, humilie bien des amour-propres, et en voilà bien plus qu'il n'en faut pour expliquer les haines furieuses et les jalousies envenimées dont elle est poursuivie par certains allopathes.

Seulement, voici ce qu'il faut dire :

Jusqu'ici, la plupart des médecins homœopathes, confiants dans le témoignage de leur conscience, dans la sûreté de leur doctrine et soutenus par l'éclat de leurs succès, ont dédaigné ces attaques, tantôt souterraines, tantôt avouées, auxquelles leur pratique, leur considération, et jusqu'à leur vie privée étaient en butte.

Ils ont pratiqué, soit par vertu, soit par indifférence, soit, quelques-uns peut-être, par peur, ces principes de tolérance placide et de confraternité indulgente dont nous étions si bien pénétrés l'un et l'autre au début de notre carrière.

J'ai, pour ma part, vécu pendant plus d'un an dans cette disposition sereine et pacifique, et j'espérais bien y vivre toujours, lorsqu'un beau matin je me suis aperçu que la charitable allopathie minait depuis longtemps ma considération, creusait le sol sous mon existence, et voulait peut-être me forcer à vendre à l'encan ces bons livres où je vivais, et à quitter une pratique où j'avais eu le malheur d'être plus heureux qu'on n'aurait souhaité.

Le moi est haïssable, je le sais ; et ce n'a été qu'à mon corps défendant que je me suis jeté dans cette lutte où l'on est venu m'appeler par l'insulte, et où toutes les questions auront un côté personnel, côté brûlant et vif vers lequel je tournerai ma plus grande attention et toute la lumière.

Il est bon, il est utile, il est juste que le public qui, en définitive, est le premier intéressé dans ces questions de pratique médicale, soit mis au courant des disputes qui surviennent entre des médecins de principes différents, mais possesseurs du même diplôme et de titres scientifiques au moins équivalents.

Aussi, dès que j'ai été provoqué dans ma retraite

par un outrage direct, et que je me suis aperçu des innombrables pièges qu'on avait tendus autour de moi, je n'ai pas hésité à porter le débat devant tout le monde, préférant cette juridiction à toute autre.

Je dirai les choses avec sincérité, et je n'avancerai aucune accusation sans l'appuyer du témoignage de l'évidence.

Je demeurerai peut-être seul dans l'arène, cela est même très-probable ; mais je n'en dirai pas moins ce qui doit être dit pour que la lumière se fasse et pour que la justice ait son cours.

Ce débat, qui peut être long, aura deux côtés distincts, et qui cependant seront souvent confondus et enchevêtrés : le côté des questions de personnalité et le côté des questions de doctrine.

Cette première lettre, ami, n'en sera que la préface ; les développements viendront chacun en son temps.

Les mœurs et coutumes dont j'entreprends l'étude demandent, pour être observées, une attention et un courage plus soutenus que tu ne saurais croire. Il faut, pour les saisir sur le fait, aller les épier dans les caves et derrière les portes..... Elles se montrent bien aussi dans la rue, mais avec un masque.

Mais n'aie pas peur, je ne faillirai pas à la tâche que la légitime défense me commande, et ce que j'ai dit que tu verrais, tu le verras, toi et tout le monde.

Vous me direz alors si j'ai eu tort d'entrer en campagne avec des verges et de changer ma plume en fouet.

Ces lettres, que je t'écrirai, ne seront d'ailleurs pas le dernier mot ni la seule forme de mes représailles. Ici, je mettrai particulièrement les choses personnelles ; ailleurs, je mettrai presque exclusivement les choses doctrinales. Ainsi, je commence aujourd'ui même un travail qui paraîtra bientôt sous ce titre : *L'Homœopathie devant les Aveugles.* Tu pourras y remarquer entre autres choses que, si dans le titre je ne mentionne que les aveugles, les borgnes et les myopes n'y sont pas épargnés. Tu vois que je ne me propose pas de m'endormir sur la brèche.

Adieu donc, et pour longtemps, à notre œuvre aimée, à notre pensée commune. Je la quitte, ami, et quand je pourrai y revenir, je serai peut-être déjà épuisé de polémique et fatigué de chercher. Mais toi, frère, tu ne la quitteras pas... Elle est toujours nôtre; nous l'avons épousée ensemble, et je ne veux pas qu'elle remonte sans fruits aux régions où nous étions allés la prendre.

Ah ! cher ami, marche toujours, travaille, produis..... enseigne...... Le vieux monde médical est rempli de fantômes qui passent revêtus de ténèbres et couronnés de cyprès...... La phalange des esprits jeunes est là qui pousse vers le néant ceux qu'elle n'a pu ramener à la lumière et à l'exercice de la vie.

— Toi, frère, tu es de ces esprits jeunes et forts.

— Travaille donc, toi qui ne te défends pas, toi, qui respire loin de Tartufe et de Bazile. Travaille ! La tâche est longue, et la vie est courte, *vita brevis*..... mais heureusement l'ame est immortelle, et l'amitié l'est aussi.

Adieu.

C. POUJADE.

15 septembre 1856.

P. S. La prochaine lettre contiendra le récit détaillé de *CE QUI S'EST PASSÉ*, avec preuves et pièces justificatives, et de plus diverses anecdotes purement (purement !) médicales prises dans les *Mœurs et Coutumes* du Docteur-Alcôve, ainsi surnommé parce que.............. *La suite au prochain numéro.*

MŒURS ET COUTUMES

DE CERTAINS ALLOPATHES

dans leurs rapports

AVEC L'HOMŒOPATHIE

LETTRES DU DOCTEUR

CYPRIEN POUJADE

à son ami le docteur

A. CHEVANDIER

DEUXIÈME LETTRE

CARPENTRAS

IMPRIMERIE DE L. GRIVOT-PROYET, 1, RUE BOUQUERIE

1856

Cher ami,

On ne peut pas être à tout à la fois.....
Ce que, dans tes jours de lassitude, tu appelles,
avec dépit, le *boulet* de la clientèle est généralement,
en effet, une entrave assez gênante, surtout pour celui
qui, comme nous disions autrefois, dans nos chan-
sons, voudrait s'abrutir à faire un livre. — L'esprit
se lasse vite à passer sans cesse, jour et nuit, à toute
heure, du commerce des livres au commerce des lits.
Une pensée ainsi harcelée va chancelant et n'aboutit
pas..... Où irait-elle, ayant aux pieds un boulet?
— Le tien, ami, est un poids lourd que tu roules,
comme Sisyphe, aux âpres flancs de tes montagnes,
et qui te cloue là-haut dans un labeur morne d'où
l'on ne te voit plus sortir.
Hélas! Hélas! nous sommes un peu Sisyphe aussi,
par ici. Ma pierre, il est vrai, n'est pas grande : un
caillou, si tu veux; presque un grain de sable; mais
il n'en faut pas moins la monter éternellement, comme
le supplicié de la fable, et c'est là souvent un travail
qui occupe plus qu'on ne saurait croire.
En second lieu, tu sais que dans la lettre publique
que je t'adressai il y a déjà plus de trois mois, j'an-
nonçais comme devant paraître sous peu un opuscule

qui aurait pour titre : L'*Homœopathie devant les
Aveugles*.

Le jour même, en effet, j'y mis la main, me réservant de reprendre, dès qu'il aurait paru, cette plainte véhémente et emportée dont je venais de pousser le premier cri.

J'entreprenais, en mon propre nom, une affirmation nouvelle de l'Homœopathie, et cela avec d'autant plus de confiance que je devais l'appuyer uniquement sur des faits.—Dans un temps où les princes de la médecine proclament si haut l'autorité de l'observation et de l'expérience on doit se sentir à l'aise quand on publie simplement ce que l'on a observé.—Toutefois, comme il s'agit ici de faits sans cesse renaissants et sans cesse contestés, je devais m'appliquer à fortifier ceux dont je rapportais les détails de toutes les preuves capables d'en faire respecter l'authenticité.

Ce n'est pas tout de venir avec des faits : il faut encore que ces faits ne choquent ni les doctrines officielles ni les intérêts établis, sans quoi l'on est repoussé de la Science comme des imposteurs ou des fous et poursuivi, dans la pratique, comme des aventuriers de l'Art.

« Mais ces misères-là ne me dégoûtent pas, » comme dit ton poète, et tu sais, ami, que je brave, comme toi, sans nul souci des conséquences, toutes ces hargneuses méchancetés de l'ignorance, ainsi que toutes ces lourdes protestations des perruques.

Seulement, comme derrière les perruques se tient le public, ce juge indécis qu'elles ont voulu flétrir en l'appelant *peuple* parce qu'il riait souvent avec Molière et leur devenait de plus en plus infidèle, il importe, quand on les attaque sur le terrain de la clinique, de ne produire que des faits incontestables et décisifs.

On sait, Dieu merci, comment s'écrit l'histoire du côté de l'Allopathie. On sait la foi qu'il faut faire sur bon nombre de ces observations recueillies dans les grands hôpitaux et carillonnées dans les gazettes scolastiques ; et cependant qui s'avise jamais de mettre en doute l'exactitude des détails, l'aptitude et surtout la véracité de l'historien ?..... *Magister dixit.....* Le journal l'a dit, et cela doit suffire.

Mais que des hérétiques tels que les homœopathes s'avisent de publier aussi des histoires cliniques, attestant la haute efficacité et la supériorité irréfragable de leurs méthodes, voilà qui nécessairement doit se prendre pour une dérision. — Qui donc, en effet, pourrait ajouter foi à de pareils récits ? Où sont les témoins ? Où sont les preuves ? Où sont les garanties ? Où sont seulement les vraisemblances ? Allons donc !

Telle était du moins l'argumentation sans réplique qu'on m'opposait autrefois lorsque je faisais mes premières études et mes premières armes d'homœopathe.

Vaincu aisément sur le terrain de la théorie, où je commençais à peine à prendre pied, je me retranchais, pour défendre la nouvelle doctrine, derrière les histoires de guérisons publiées à son honneur. Là-dessus, les aveugles avec qui j'avais à faire m'assuraient en ricanant que ces histoires étaient des contes. Si je risquais une réclamation en faveur du caractère des historiens, on me ripostait avec le mot d'usage : *Charlatans !* Et ce mot-là, comme de juste, me fermait la bouche.

C'est le souvenir de ces anciennes disputes avec certains aveugles qui a ralenti le petit travail que je leur destine.

Voici comment :

Je voulais tout d'abord, dans un premier élan de précipitation, prendre au hasard dans mes notes et en tirer un petit nombre d'observations concluantes qui auraient suffi à mon but, lequel était simplement de rendre, dans ma sphère d'activité, un premier témoignage public en faveur de l'Homœopathie.

J'avais vu, dès les premiers jours, les aveugles et les myopes de par ici épier en clignotant cette belle étrangère qu'ils ne connaissent pas ; et, parce qu'elle

marchait sans lunettes, sans perruque et sans masque,
on m'avait informé qu'ils répandaient le bruit qu'elle
ne pourrait pas vivre.—Le plus disgracieux et le plus
disgracié de tous, c'est-à-dire le plus aveugle, avait
même, me disait-on, assuré qu'elle était déjà enterrée.
—Il est vrai que cet aveugle-là n'est guère de compte,
au moins quant à la science :

« On l'avait fait venir d'Amiens pour être suisse. »

Aussi trouvai-je tout naturel qu'il parle de l'Homœopathie comme un bedeau.

Mais la doctrine d'Hahnemann était ici, en ma
mince personne, taxée d'impuissance manifeste et re-
gardée, entre mes mains, comme déjà agonisante par
des aveugles moins ignares, par des aigrefins et des
matois mieux exercés au maniement des facéties mal-
faisantes, et c'est pour ceux-là que j'avais hâte de
faire, vaille que vaille, un premier acte de foi et de
vie.

Mais je me suis vite ravisé. — Avec de tels adver-
saires il ne suffit pas d'avoir raison ; il faut avoir
raison trois fois : une pour la vérité, une pour la
mauvaise foi et une pour la sottise générale qui pen-
che toujours plus ou moins du côté des perruques.

Au lieu donc de prendre mes observations au hasard
et de les donner telles quelles, sans précaution et sans
défiance, j'ai dû me mettre à les choisir, et, pour que
la démonstration fut plus décisive, j'ai décidé de ne
prendre que des cas dans lesquels l'Homœopathie est
venue accomplir une guérison que l'Allopathie avait
déjà cherchée en vain et qu'elle avait souvent retar-
dée et rendue beaucoup plus difficile par sa funeste
intervention.

J'en étais donc là-dessus, travaillant de mon mieux,
menant de front mon petit rocher en question, mon
petit mémoire aux aveugles, et maints autres projets

de quibusdam aliis, lorsque des exigences inattendues et irrésistibles sont venues me distraire de cette besogne si compliquée.

Tu vas juger de tout cela.

Je t'avais fait, dans ma première lettre, des promesses dont tu ne songeais guère à me réclamer l'accomplissement, parce que tu savais bien que je n'y faillirais pas. Mais le public n'a pas été aussi confiant que toi. C'est-à-dire que les quelques lecteurs de cette première lettre l'avaient à peine parcourue qu'ils réclamaient déjà la seconde ; et quand ils ont vu que les jours, les semaines, et même les mois se passaient sans qu'elle parût, ils se sont arrêtés à des hypothèses diverses, hypothèses que chacun a puisées naturellement dans ses dispositions particulières vis-à-vis des personnalités engagées.

L'ensemble de ces dispositions a dû répondre en cette affaire comme toujours aux trois sortes principales de sentiments que réveillent de telles querelles. C'est-à-dire que parmi tous ces impatients qui formulent leurs réclamations, chacun à sa manière, il n'y a en somme que des amis, des ennemis et des rieurs. — Qui sait même si, au fond, il y a autre chose que des rieurs ?

Quoiqu'il en soit, pendant que je m'isolais ainsi de nouveau dans ma tâche quotidienne et que je me recueillais plus que jamais dans l'étude pratique de l'Homœopathie pour y puiser de sérieux et inattaquables témoignages en sa faveur, il paraît que de singulières rumeurs s'élevaient autour de mon silence.

En le voyant se prolonger si longtemps, il paraît que les curieux, c'est-à-dire à peu près tout le monde, par ici, en étaient venus à l'interpréter à mal.

Il y avait là, en effet, un trop joli champ ouvert aux conjectures malicieuses pour que les loustics du bavardage ne s'y donnassent pas libre carrière. — Je gagerais même que d'aucuns ont supposé que depuis ces trois mois j'étais dans quelque coin à me gratter la cervelle sans pouvoir en tirer le numéro annoncé.

Toutefois, je les aurais laissé gloser à l'aise sur ce silence qui les offusque, et j'aurais continué à vivre tranquillement dans mes affaires sans nul souci de tous ces caquets ; mais il m'est revenu ces jours derniers que quelques-uns de ces messieurs poussaient la facétie jusqu'à prétendre que j'avais peur. — Dès-lors, bien entendu, il a fallu planter là les bouquins et les aveugles pour revenir à nos moutons ;..... et nous y voici :

Certes, mon noble ami, c'est une chose amèrement triste d'en arriver à ces extrémités où l'on cesse de défendre des idées pour défendre une position ; où l'on ne plaide plus pour la science et la raison, mais pour une simple question d'indépendance personnelle ; où l'on ne combat plus contre des préjugés et des erreurs ; mais contre des hypocrisies, des jalousies et des mensonges. — C'est une chose triste, assurément, d'en venir à ces disputes où ce ne sont plus les principes attaqués qui sont faux, mais les hommes ; où toute parole, au lieu de faire réfléchir fait gémir ; au lieu d'éclairer, blesse ; — où l'on ne tient plus à la main une plume, mais une gaule. — C'est une chose triste et à laquelle on ne descend que lorsque, un péril suprême a montré cette extrémité comme la seule voie de salut.

Et, après tout, est-ce donc une si grande folie que de ne pas vouloir consentir à être enterré vivant ? —Est-ce donc une si monstrueuse scélératesse de se cramponner au bord de l'abîme où l'on vous pousse, et de crier au secours ? — Est-ce donc une si noire perfidie que de ne vouloir pas changer de principes et de méthode au gré de certains aveugles ? De demeurer attaché malgré eux à des doctrines qui offusquent leur amour-propre ? De mettre la Vérité au-dessus de Platon, la science au-dessus du profit, la conscience au-dessus de la prudence ? — Enfin, est-ce donc une si odieuse iniquité que de vouloir simplement défendre son indépendance scientifique et maintenir ses droits à la vie commune de la liberté médicale?

Et cependant, ami, j'en étais là. C'était tout bonnement une alternative de vie ou de mort.

Ou me laisser ensevelir vif, sans même oser donner du front contre la planche de la bière, dans la crainte de faire peur aux fossoyeurs, ou me dégager violemment du linceul et le changer en corde pour leur donner les étrivières.

J'en étais là quand j'ai entrepris la douloureuse polémique où nous sommes.

Se voir avaler comme une anguille par un phoque, ou se mettre en travers du gosier comme une épine, il n'y avait qu'à choisir. — Je me figure qu'à ma place tu aurais opté pour le rôle de l'épine : En tout cas, ami, c'est justement celui-là que j'ai préféré.

Imagine pour un instant, mon très-cher ami, que tu pratiques l'homœopathie dans une ville où elle a été représentée deux fois, toujours avec honneur et succès, et que deux fois certaines malveillances allopathiques ont fini par triompher d'elle, et la contraindre, à force d'avanies, à quitter cette terre inhospitalière.

Imagine que le premier de ses représentants, après avoir subi les épreuves les plus amères sans mollir, en est venu un jour à être assommé par je ne sais quel gros bœuf campagnard qui avait été excité à cette gentillesse par cet affreux misérable taon que tu connais.

Imagine que le second, homme d'une candeur et d'une bonté extrêmes, esprit rapide, éclairé et enthousiaste, médecin doué d'un tact très-subtil et d'une sagacité admirable, praticien heureux et aimé s'il en fut jamais; imagine que celui-là..... Mais à quoi bon imaginer tant de choses? Tu le connais.....
— Demande-toi seulement ce qu'un pareil homme avait à faire entre Tartufe et Basile, entre Diafoirus

et Sangrado. — Et puis, suppose que, toi, troisième, tu te trouves sur ce même terrain d'où se sont retirés, indignés et meurtris, les premiers venus, et qu'après un an de silence et d'étude, d'effacement et de paix, tu sens un beau matin le sol manquer sous tes pas, que tu trouves ton honneur, ta considération, ta vie minées par les taupes de la calomnie, et tu me diras, ami, de quel bois tu aurais fait tes flèches.

Mais puisque nous y sommes, mon très-cher, poussons encore un peu nos suppositions. — Ce sera, si tu veux, toute une histoire, histoire ennuyeuse, j'en ai grand peur; mais qu'on est bien forcé de conter, puisque ces dames (une foule de charmantes lectrices que tu n'as jamais vues) sèchent d'envie d'en connaître les détails, et surtout le héros. — Du reste, tu comprendras cette curiosité quand tu sauras que ce héros n'est rien moins que le *Docteur-Alcôve.*

Le Docteur-Alcôve! sais-tu s'il y a là de quoi mettre aux champs des cervelles féminines!... Esculape dans une alcôve! Que diable allait-il faire dans cette galère? — Ah! vous avez bien raison, mes belles dames; que diable allait-il y faire?

De tous les Dieux de l'Olympe, il est le dernier qu'on aurait cru surprendre en tel lieu. Cupidon ou Mercure, à la bonne heure; ces deux fieffés larrons n'en font pas d'autres. Mais Esculape..... Ah!..... Ah! Monsieur Esculape, caché dans une alcôve, un dieu grave comme vous et si peu joli garçon! Ah!!

En vérité, Mesdames, l'histoire est bien singulière. Un dieu si honorable, si austère, si considéré, si distingué..... et si gras! Un dieu si indispensable à la plupart de ces nobles beautés de l'Olympe qui n'ont guère que lui pour se faire purger et se faire poser des cautères!... Un dieu si madré, si prudent et si ventru aller ainsi dans une alcôve faire peut-être la figure d'un vieux barbon transi!

Mais encore une fois, qu'allait-il faire dans cette alcôve? — Voilà précisément la question. — Depuis

que le bruit de cette aventure s'est répandu parmi
les habitants de l'Olympe, les plus singulières conjec
tures ont couru sur le rôle que ce cher Esculape a
du y jouer.

Certains burgraves de l'endroit ont longtemps roulé
leurs pouces d'un air méditatif sans pouvoir découvrir
le nœud du mystère, et ils ont bientôt fini par n'y
plus penser, attendu que, pour eux, penser est un
exercice inusité et très-fatigant.

Mais pour cette grande classe de bavards qu'on
appelle les mauvaises langues, il n'en a pas été de
même. Ces dieux-là vivent d'ambroisie et de propos
méchants, mais surtout de propos méchants.—Pauvre
Esculape! qu'allait-il faire dans cette alcôve damnée?

Et les déesses de ce bon paradis payen! Quelle
aubaine pour elles que cette histoire ; et, comme
dans leurs caquets elles ont dû vous déplumer aussi,
pauvre Monsieur Esculape.

Ah! cher dieu, comme vous êtes bien puni là par
où vous avez péché! — Car enfin, qui a introduit
dans certaines régions de l'Olympe cette petite rage
de bavardages, de commérages, de tripotages, qu'on
y voit si de mode aujourd'hui? — Qui donc a pro-
pagé dans certains coins du ciel la manie exaspérante
de ces marivaudages de boutique, de ces papillotages
ambitieux, de ces mignardises gonflées de sottise et
de tous ces malins petits propos pointus dont certaines déesses de votre école font leur unique étude?
N'est-ce pas vous, cher et noble Esculape, vous, le
persiflage incarné, le commérage fait dieu, le cancan
vivant? Vous qui, si on n'y mettait ordre, auriez
bientôt converti ce bon paradis de la Grèce en un
véritable enfer, enfer tout hérissé d'ironies et de sar-
casmes, et tout empesté de faux esprit.

Ah! très-cher dieu! vous croyiez donc qu'il suffisait de n'être pas Antinoüs et d'avoir le verbe acéré
pour faire peur à tout le monde? De savoir jargonner

quelques lestes propos de boudoir et marivauder quelques maigres fadaises pour devenir le Rivarol de la paroisse? Vous croyiez donc qu'il suffisait de tenir en l'esprit une épigramme toute faite contre chaque paroissien pour les courber tous sous la peur de vos pasquinades? Vous croyiez donc, enfin, qu'il suffisait d'être méchant comme Voltaire pour avoir son esprit? — Vous vous trompiez, vieux dieu : on vous avait gâté..... Non, il ne suffit pas d'avoir passé la moitié de sa vie à broder des cancans avec quelques commères et à distiller de petits scandales au coin du feu pour se croire une divinité invulnérable et un personnage très-redouté.

Et d'ailleurs, mon très-cher dieu, il est quelque chose qui siffle toujours plus haut qu'un propos méchant, plus haut qu'un mot pointu, plus haut qu'une épigramme et qu'une pasquinade, c'est une cravache!

Une cravache!! Ah! miséricorde! quel mot vient de tomber là de ma plume!..... Une cravache..... Mais, Mesdames, il y a là encore toute une histoire, et quelle histoire!..... Vous figurez-vous une cravache qui... Mais, pardon... il ne s'agit pas de cela aujourd'hui. Chaque chose en son temps. Revenons à notre alcôve. Aussi bien, Mesdames, vous devez être impatientes d'avoir le mot de tout ce mystère. Vous l'aurez. L'histoire de la cravache est d'ailleurs un trop fin morceau pour vous être contée en prose. Nous y emploierons, si vous le permettez, une langue plus relevée, celle des Dieux. Puisque nous sommes chez eux nous ne saurions moins faire. De plus, Mesdames, c'est ici un sujet riche, profond, inépuisable, une vraie mine californienne. Fable, rondeau, sonnet, chanson, nous y trouverons tout cela, et bien d'autres choses encore. Qui sait même si un jour de loisir et de métromanie nous n'y puiserons pas un poème héroï-comique tout entier. En tout cas, tout ne serait pas à faire, car le titre est trouvé : il a au moins le mérite d'être bref et net. Le voici :

LA CANNE ET LA CRAVACHE.

Ah ! pardon ! j'avais négligé de vous dire que dans cette histoire figure aussi une canne ; pauvre canne ! que diable, elle aussi, allait-elle faire dans cette galère ?..... Il faut voir, Mesdames, le joli rôle qu'elle y joue !

Une canne... Messieurs, écoutez bien ceci ;
Mesdames, s'il vous plaît, écoutez bien aussi :
L'histoire en vaut la peine, attendu qu'elle est vraie ;
Chose rare, et qui fait que l'on vous l'a livrée
Pour en faire chacun profit à sa façon :
Pour en gloser, pouffer, gémir, bailler ou rire,
Pour y voir, si l'on veut, des propos de chanson
    Ou d'aigres sifflets de satire ;
Pour en dire du mal, pour en dire du bien,
Des mots fins, de gros mots, des caquets, des sottises,
Des quolibets charmants ou de plates bêtises ;
    Et même pour n'en dire rien...

Une canne... Pardon !... j'oubliais une chose,
C'est de noter d'abord qu'au lieu d'écrire en prose,
Ce dont j'avais le droit incontestablement,
    Je me risque très-bravement
A rimer le récit de ma petite histoire
Où vous verrez paraître une cravache noire
Sifflant des airs de fouet au nez d'un vieux rotin,
Tondu, lippu, maflu comme un vieux sacristain,
Et cœtera.....

Ou bien encore, sur un air connu :

    Un bâton blanc, rotin à lourde mine,
        Pleurait ainsi :
    Quelqu'un a-t-il menacé mon échine ?
        Quelqu'un d'ici?...
    Oui, répondit une fine cravache,
        Oui, gros bêta!...
    Et depuis lors le bâton blanc se cache,
        Et cœtera. (bis).

Vous le voyez, Mesdames, Pegase était déjà débridé et lancé. Il irait loin ainsi si on le laissait faire, trop loin peut-être. D'ailleurs, c'est du grave Esculape qu'il s'agit aujourd'hui ; je l'oublie sans cesse.

Et maintenant, Mesdames, si vous insistez pour savoir ce que ce dieu charmant allait faire dans une alcôve, je vous répondrai que je ne veux pas vous le dire encore. Cette alcôve, Mesdames, est un citron, et je n'en ai exprimé que les premières gouttes.

Et toi, ami, où donc en étions-nous ensemble ?

Nous en étions à ceci que j'allais avec toi continuer la série de mes suppositions, et, grâce à ce stratagème, te dérouler à mon aise le tableau d'une situation tout-à-fait inimaginable.

J'aurais pu dès aujourd'hui mener les choses fort loin si je m'y étais tenu ; mais cette excursion que je viens de faire au pays de la fable m'a détourné de l'objet véritable de cette lettre qui est déjà trop longue et que j'ai hâte de clore.

J'en suis donc réduit, pour cette fois, à te donner un simple sommaire des faits dont j'ai à faire justice. Je te le donne à titre d'arrhes, à toi, ainsi qu'au public, vous rappelant d'ailleurs cette pensée de Malebranche, pensée qui s'applique fort bien ici, quoique, en vérité, on ne s'attendît guère à voir un si illustre métaphysicien en cette affaire. « Il faut de la patience dans les lecteurs s'ils veulent qu'on les satisfasse, car il n'y a que les géomètres qui ne laissent pas attendre leurs conclusions. »

Nous supposerons donc, si tu veux continuer à le souffrir, et nous supposerons à la hâte, que déjà vieil adepte de l'Homœopathie, tu es allé à Montpellier ou ailleurs pour y prendre tes grades.

Ecoute bien tous mes petits raisonnements.

Là, un ami, un homme réputé honorable, t'écrit les nouvelles du pays. Il te parle de la médecine qui s'y fait, ou plutôt des médecines qui s'y font. L'une d'elles, c'est-à-dire la seule digne de ce nom, est l'Homœopathie ; ton grave correspondant te la représente, à raison de quatre pages au moins par semaine, comme une médecine cynique et flibustière, une médecine de nuit et de coin de rue ;..... anecdotes, preuves à l'appui, rien n'y manque.

Tu te montres étonné, **confondu**, ahuri de toutes ces histoires, mais on se hâte d'insister. Tu répliques, on insiste plus fort, on te cite les faits, les détails, les noms propres; bref, on te presse de tant de témoignages, que tu finis par reconnaître que ces pratiques abominables dont on te parle ne sont plus de l'homœopathie, mais de l'homœofriponnerie.

Or, le beau de l'affaire, c'est, en premier lieu, que ces pratiques-là étaient tout bonnement inventées à plaisir, et, en second lieu, qu'on devait plus tard t'imputer à crime de les avoir flétries : Voyez-vous! il a bafoué l'Homœopathie et il la pratique!

Ceci, en vérité, n'est pas mal. Mais il y a mieux.

Imagine, par exemple, qu'on t'aura pris un jour sous le bras pour te dire fort au long toute une de ces histoires inventées, une de ces calomnies noires mûries dans le fiel et l'envie, une de ces anecdotes empoisonnées, préparées de longue date pour tuer un homme, et qu'à la fin, toi, pauvre aveugle, emporté par l'indignation, tu auras dit : pour le coup, ceci est trop fort : c'est *faire le foulard* en médecine.

Et ici encore même tartuferie : le mot à peine lâché, est saisi, colporté, célébré et tourné contre toi le soir même. C'est-à-dire qu'on t'accuse, de l'avoir appliqué à l'Homœopathie tout entière, à l'Homœopathie en tant que doctrine.

Et songe après cela, mon cher ami, qu'un beau jour, par justice providentielle, tu apprends, de source sûre, que le perfide conteur de ces fausses histoires et le facétieux exploiteur de ton mot du foulard s'est lui-même autrefois exercé à le faire, et a été saisi la main dans le sac... je veux dire dans une alcôve.

Tout cela est joli, sans doute; mais ce ne sont encore que bagatelles à côté de ce qui reste à supposer.

Imagine, par exemple, qu'après une correspondance d'un an, où tout ce que vous aviez à dire sur l'Homœopathie aura été dit, où toutes les prétendues infamies des personnes et toutes les infirmités de la doctrine auront été délayées et discutées dans cinquante lettres au moins, imagine que tu veux, à la veille de fixer définitivement ta tente, prendre conseil de ton correspondant sur l'emplacement à choisir et la spécialité à étudier de préférence. — Tu lui écris donc dans ce but et il te répond : — Trois partis à prendre : La chirurgie ici ; la médecine ordinaire ici et partout ; l'Homœopathie dans une grande ville.

Dans une grande ville ! ! ! ! ! ! Comprends-tu bien, ami, l'énormité, la profondeur de cette parole ?..... Ah ! Monsieur Escobard !

De deux choses l'une : ou tu n'avais jamais exprimé, en quelque manière que ce soit, que l'Homœopathie fut un leurre et pire, ou, après un an de correspondance sur ce chapitre, on te conseillait d'aller dans une *grande ville* exercer un métier de fripon. Il n'y a pas là de milieu. Ajoute à cela qu'on te donnait ce conseil en faisant cette fois de l'Homœopathie des éloges fort explicites et tu comprendras enfin à quelle espèce de faquin tu avais à faire.

Dans une grande ville ! Hé pourquoi pas ici, s'il vous plaît ? — L'Homœopathie est donc bonne et honnête à Marseille ou à Paris et abominable à C.....? Elle est donc une doctrine utile et respectable loin de vous, et près de vous, Monsieur, une malhonnêteté ! à Marseille et à Paris elle guérit et ici, non !

Cher ami, tu crois peut-être que nous sommes au bout. Hélas ! tu n'as pas même vu tout le commencement.

Si tu n'en as pas encore le cœur soulevé, poursuivons :

Imagine que tu pratiques en paix et en silence cette Homœopathie tant redoutée et qu'on voudrait savoir au diable, dans quelque *grande ville;* imagine qu'on te voit aller ferme ton chemin sans t'occuper de personne, et que tu apprends un beau matin qu'on explique tes succès en affirmant que tu n'emploies que des *poisons violents,* et tes revers en soutenant que tu n'emploies que *de l'eau claire.*

Veux-tu plus fort encore ? Veux-tu que je suppose la même malveillance te présentant ici comme un médecin sans conviction et prêt à toutes les médecines, et là, comme un homœopathe intraitable ? Veux-tu que je te la montre marchant sans cesse munie d'une perfidie adaptée à chaque circonstance : dans tel salon, telle méchanceté, dans telle rue telle autre ; dans tel village, telle autre : ici, un mot léger ; là, un peu plus lourd ; plus loin, une massue, selon l'esprit des gens à qui on s'adresse ?

Hé bien, ami, veux-tu plus fort encore ?.....

Mais, non ! cher, quittons vite ces bas-fonds de la pensée, où je m'égare à poursuivre des taupes. —Quittons vite ce langage des petites passions et ce souci étroit des petites vilenies de la vie humaine. Sortons de là. Secouons de nos souliers la poussière de ces tristes lieux, de ces régions malsaines où ne poussent que les mauvaises herbes de la malveillance, de la jalousie et du dépit. Laissons, s'il te plaît, toutes ces personnalités mordicantes et toutes ces allusions corrosives ; ce ne sont qu'émotions mauvaises, propos stériles et temps perdu. — Le temps perdu est justement ce qu'il y faut regretter le plus, quoique, en vérité, ami, je n'y en mette guère, car je t'écris ceci tout courant et à fil de pensée, bien pressé que je suis d'en finir avec ce détestable *je* qui, forcément, tient ici la meilleure place. — Tirons-nous de là, mon ami. Reprenons la ceinture et le bâton de voyage, et regagnons les voies larges, les hauteurs sereines d'où l'on aperçoit les clartés de la Science Nouvelle, les sommets lumineux où souffle l'esprit des Dieux jeunes..... *Sursum cordà !*

Tout à l'heure encore, je parlais de cette triste polémique comme d'un citron dont on n'a exprimé que les premières gouttes ; je ne me trompais pas ; mais je renonce au plaisir trop facile d'en tirer tout ce qu'elle peut donner. — D'ailleurs les rumeurs

hostiles et les propos offensants qui m'avaient exas-
péré ne m'arrivent plus maintenant que comme des
bruits timides et affaiblis dont il ne convient plus de
s'occuper. — Nous serons toujours à temps à reprendre les étrivières si l'ennemi reparaît.

Voilà pour les intérêts de personne.

Quant aux intérêts de la doctrine engagée dans
cette dispute, à quoi bon continuer à les défendre,
au moins ici ?—L'Homœopathie est une vérité, et la
Vérité n'aime pas à être défendue avec les armes de
la colère. L'ironie qui persifle et le sarcasme qui
blesse lui sont de mauvais auxiliaires. Elle laisse
ces armes-là pour les éclats éphémères de nos personnalités, pour les tapageuses et haïssables explo-
sions du *moi.....* Les emportements et les brocards,
elle les déteste, *patiens quia œterna.*

Pour nous, vieux frère, restons éternellement amis
comme nous sommes ; tenons-nous la main ; et.....
EN AVANT !!

Adieu.

C. POUJADE.

15 décembre 1856.